AF585883

PRÉPARATION ÉCONOMIQUE

DE LA

PULPE VACCINALE

PAR

J. CHARLES

PHARMACIEN A MOULINS

MOULINS
IMPRIMERIE ÉTIENNE AUCLAIRE
SUCCESSEUR DE C. DESROSIERS
1891

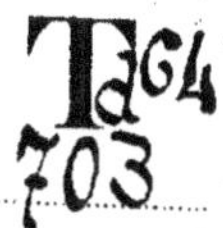

PRÉPARATION ÉCONOMIQUE

DE LA

PULPE VACCINALE

PAR

J. CHARLES

PHARMACIEN A MOULINS

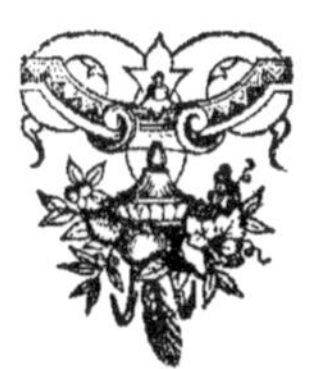

MOULINS

IMPRIMERIE ÉTIENNE AUCLAIRE

SUCCESSEUR DE C. DESROSIERS

1891

PRÉPARATION ÉCONOMIQUE

DE LA

PULPE VACCINALE

Par M. J. CHARLES, pharmacien à Moulins.

Depuis longtemps la variole fait de nombreuses victimes dans le département de l'Allier, et cette année une recrudescence bien marquée a eu lieu. Cependant il est certain que ce fléau peut être évité depuis la découverte de la vaccine.

Si Jenner a eu et a encore quelques contradicteurs s'appuyant sur des données fausses, ou aveuglés par un regrettable esprit de parti, ils sont rares ; du reste les statistiques faites dans les pays où la vaccination et la revaccination sont rendues obligatoires, ont fait bonne justice de leurs fausses assertions. On ne peut nier que cette cruelle maladie ait disparu à peu près complètement de l'Allemagne, tandis qu'en France, vous le voyez, elle continue à exercer ses ravages.

Cela tient à trois causes :

D'abord à l'insouciance des populations urbaines et rurales.

Ainsi, à Paris, l'administration a beau apporter tous les soins possibles à faire connaître et comprendre l'importance de la vaccine, donner des primes aux parents, établir des instituts vaccinogènes, elle ne parvient à vacciner qu'un nombre limité d'enfants. Il est inutile d'ajouter que les revaccinations laissent encore plus à désirer

Notre législation française est insuffisante relativement à la prophylaxie des maladies contagieuses ; rien n'est indiqué dans la loi, non seulement pour vaincre cet ennemi dangereux qui a pour nom Epidémie, mais même pour entrer en lutte avec lui et opposer une barrière à son invasion.

Ni enquête pour chercher le point de départ du germe de l'affection, ni précautions sévères pour empêcher les localités voisines d'être contaminées, rien n'est tenté. En France nous ne prévoyons pas l'isolement des malades et l'on voit souvent des varioleux, en pleine desquamation des pustules, sortir dans les rues et sur les places publiques, sans qu'on ait le droit de leur dire qu'ils sèment autour d'eux un virus morbide qui ne reste pas stérile, tombant au milieu d'individus non protégés par la revaccination.

Dans les campagnes, c'est bien autre chose. Demandez aux médecins vaccinateurs ce qu'il leur faut déployer de zèle pour utiliser les quelques tubes que la Préfecture leur distribue, hélas ! avec parcimonie. S'ils se servent de vaccin humain, ils ont à lutter contre l'ignorance et le mauvais vouloir des mères de famille qui ne veulent plus laisser prendre de la lymphe sur le bras de leurs enfants, ou bien qui se font payer au poids de l'or chaque goutte de virus ; comme, si en aidant à préserver les autres du fléau, elles ne préservaient pas aussi leur foyer.

La seconde cause est le manque de vigilance des administrations publiques.

Nous n'avons pas non plus de service de désinfection pour les linges des varioleux, pour leurs vêtements et la literie. Après leur guérison ou leur mort, on ne désinfecte les locaux ni par l'acide sulfureux, ni par les solutions de sublimé. Toutes ces mesures urgentes sont, non seulement conseillées chez nos voisins, mais même exigées, et le contrôle de l'administration est très sévère.

Enfin nous devons constater que le vaccin est encore rare dans notre pays, je parle du vaccin gratuitement mis à la disposition des médecins. Cependant un grand pas est déjà fait et dans les villes importantes, dans quelques chefs-lieux de département, presque partout aussi où il y a un centre un peu considérable d'ouvriers, les conseils municipaux ont créé des instituts vaccinogènes qui délivrent sans aucuns frais de la pulpe aux vaccinateurs de leur région.

Mais que de départements encore n'ont pas eu tant de zèle ! Que de médecins en France sont obligés de mendier quelques tubes à l'Académie de médecine forcément un peu parcimonieuse pour pouvoir contenter tout le monde !

Le praticien peut, il est vrai, se procurer du vaccin en le payant de ses deniers, mais les prix facturés par les instituts libres sont encore trop élevés et la bourse du médecin de campagne pas assez bien garnie pour rendre ce moyen pratique. Etant donné surtout que déjà il ne peut se faire payer le temps qu'il perd en vaccinant, comment entrerait-il dans ces débours assez considérables ?

Ce sont ces considérations faites un jour au conseil d'hygiène à propos de l'obligation de la vaccine en France qui nous ont engagés, le président de ce conseil et moi, à faire un essai de culture de vaccin sur une génisse.

Il est admis, en effet, sans conteste aujourd'hui : Que le vaccin obtenu par culture sur le veau est doué de propriétés préservatrices au moins égales à celles du vaccin humain ;

Que les opérations faites avec un tel vaccin sont tout à fait inoffensives lorsqu'elles sont pratiquées avec soin ;

Qu'on n'a pas à craindre les risques qu'entraîne parfois l'inoculation avec le vaccin humain, pour la santé et la vie des personnes vaccinées (syphilis, érysipèle, etc.).

De plus, cette méthode possède l'avantage d'offrir en tout temps et économiquement un virus abondant ; elle permet donc de fréquentes revaccinations ; elle n'expose pas à la tuberculose, car il est facile de s'en garer en sacrifiant l'animal et en faisant son autopsie avant de se servir du vaccin. Il n'est pas prouvé, du reste, que ni le vaccin humain, ni la pulpe vaccinale prise sur la génisse aient jamais transmis la tuberculose.

Nous appuyant sur ces données et grâce à l'obligeance des administrateurs des hôpitaux de Moulins, qui ont bien voulu mettre un veau à notre disposition, nous avons fait en 1889 un essai de culture qui a parfaitement réussi.

En 1890, nous avons eu à vacciner, pour le compte de presque tous les médecins de Moulins et des environs, plusieurs génisses et l'une d'elles a servi à la revaccination des conscrits de la classe aux escadrons des chasseurs. Là, les contrôles étant sérieux, nous avons pu savoir exactement combien de succès pour cent nous donnait notre vaccin : un escadron a fourni 82 pour cent de boutons légitimes ; un second a donné 86 pour cent. Et dans cette statistique tous les cas douteux ont été éliminés.

Des essais comparatifs ont été faits avec des pulpes d'autre provenance ; la moyenne la plus forte a été en notre faveur, cela devait être : en vieillissant le vaccin perd un peu de sa virulence.

Il y a quelques semaines, M. le docteur Belle, directeur de l'asile des aliénés de Ste-Catherine, nous a demandé de lui préparer de la pulpe vaccinale en nous servant comme sujet vaccinifère d'une génisse appartenant à son établissement. Sans aucuns frais il a pu ainsi vacciner tout le personnel de l'asile, plus de 500 personnes. Le succès a été de 75 pour cent et environ le tiers de la récolte a suffi.

En somme, notre produit a été trouvé aussi actif que celui des instituts vaccinogènes et les médecins qui l'ont employé nous en redemandent encore avec une insistance vraiment flatteuse et qui prouve bien que nos essais n'ont pas été infructueux.

Avant d'entrer dans le détail du procédé que nous avons employé pour arriver à ces bons résultats, il est

plus favorable aux développements des boutons, mais la surface devenant restreinte, la récolte serait bien diminuée ; les pustules se forment du reste tout aussi bien sur les endroits où la peau est plus épaisse.

La place choisie est soigneusement rasée, d'abord à l'aide d'une tondeuse, puis au rasoir ; on la lave minutieusement au savon, à l'eau chaude et avec une solution de sublimé au millième. On enlève toute trace de sublimé avec de l'eau bouillie et tiède et on sèche avec une éponge très propre et un linge sec.

La surface ainsi préparée, nous y pratiquons des scarifications avec un bistouri ordinaire ; il faut que ces scarifications soient faites très légèrement, elles doivent intéresser seulement l'épiderme et ne pas donner lieu à des écoulements de sang. Leur longueur peut être de un centimètre environ et la distance qui les sépare les unes des autres de deux centimètres. On fait plusieurs lignes parallèles en s'arrangeant de façon à ce que les incisions de la seconde ligne alternent avec celles de la première et ainsi de suite jusqu'à ce que toute la surface à inoculer soit remplie.

Dès qu'une rangée de scarifications est faite, dans chacune d'elles nous faisons pénétrer un peu de pulpe vaccinale préparée par un institut vaccinogène, dont la bonne réputation est bien établie, ou provenant d'une de nos opérations précédentes. Pour insérer cette pulpe, nous nous servons d'une aiguille un peu grosse, maintenue fortement par sa pointe dans une pince ; le chas de l'aiguille est plongé dans la matière virulente et introduit successivement entre les petites fentes de chaque scarification. On retrempe l'aiguille pour chaque inoculation dans la pulpe que nous rendons un peu fluide par une addition d'eau glycérinée bien pure.

3° — SOINS A DONNER AU SUJET VACCINIFÈRE APRÈS L'INOCULATION

La génisse inoculée a besoin de soins peu compliqués, mais qu'il est utile d'énumérer.

Nous la plaçons dans une étable bien aérée, claire et dont la température ambiante est de 15° centigrades environ. Nous veillons à ce que la litière soit renouvelée chaque jour et que l'animal lui-même soit tenu très propre.

Une couverture en laine est appliquée sur son ventre pour éviter tout contact des pustules avec la paille et les excréments.

Il est important aussi de lui entourer le mufle avec un panier en osier qui doit rester en place pendant les cinq jours que dure l'évolution vaccinale. Sans cette précaution, l'animal, en léchant les boutons, les déformerait facilement. Ce museau est enlevé seulement au moment des repas, qui se composent de dix litres de bon lait et de deux œufs frais par vingt-quatre heures

4° — RÉCOLTE DE LA PULPE VACCINALE

Les boutons de vaccin chez la génisse demandent moins longtemps que chez l'homme pour atteindre leur entier développement. Dans les conditions normales de santé et de température, cinq jours suffisent. Après ce laps de temps, le pourtour des pustules s'enflamme, leur contenu devient purulent et il serait imprudent de l'utiliser. On doit recueillir le vaccin avant cette transformation purulente, c'est-à-dire entre le 5e et le 6e jour après l'inoculation. A ce moment le contenu des pustules présente son maximum d'activité ; elles ressemblent assez à une fève de café allongée dont le sillon central serait entouré d'une zone nacrée que la rougeur du pourtour rend plus brillante.

Ce moment venu, nous réinstallons l'animal sur la table ; il y est immobilisé comme la première fois, toute la surface inoculée est soigneusement lavée avec de l'eau tiède et du savon, et les croûtes formées par le sang et adhérentes aux boutons sont enlevées au scalpel. Après séchage, il ne reste plus qu'à puiser la matière virulente dans les boutons parfaitement développés.

Comme nous utilisons le mélange des parties liquides et solides de ces boutons, les opérations nécessaires à la récolte sont simplifiées ; elles nécessitent deux instruments faciles à se procurer et d'un prix minime : une pince expressive et une curette tranchante. Voici comment il faut agir : on soulève d'une main la pustule, et à sa base on fixe solidement les mors de la pince qu'un cran d'arrêt retient. Une pression énergique étant exercée, la lymphe commence à paraître aussitôt ; alors, avec la curette tranchante, on enlève la totalité du contenu et du tissu des boutons. La seule précaution à observer est de ne pas prendre les croûtes.

Chaque prélèvement est placé dans un mortier d'agate ou de porcelaine et trituré avec de la glycérine très pure étendue de son volume d'eau distillée stérilisée. Le broyage doit être poussé assez loin pour transformer la pulpe en un électuaire très homogène de consistance sirupeuse. Cette manipulation a pour but : 1° de prévenir l'altération du vaccin ; elle doit donc être faite immédiatement et au fur et à mesure de la récolte ; 2° de donner à la pulpe une fluidité assez grande pour qu'elle pénètre dans les petits tubes.

Lorsque toutes les pustules ont été vidées et leur contenu trituré avec la glycérine, nous faisons passer cet électuaire à travers un petit tamis de soie à mailles serrées, le résidu qui reste sur le filtre est trituré de nouveau avec quantité suffisante du même liquide et passé à travers le même tamis. On mélange et l'on met en tube.

5° — MISE EN TUBES

Pour cette dernière opération, les instruments compliqués ne sont pas nécessaires, nous nous servons d'une seringue urétrale en cristal, munie à son extrémité d'un tube en caoutchouc d'un très petit diamètre. Ce caoutchouc reçoit les tubes de verre presque capillaires dans lesquels on loge le vaccin de la manière suivante : l'extrémité libre du tube de verre étant plongée dans la pulpe vaccinale, on tire avec précaution le piston, le liquide monte; on le laisse arriver jusqu'aux 2/3 du tube environ, on sort ce dernier de la pulpe et on tire une seconde fois le piston. De cette façon le vaccin occupe le milieu du tube, dont les deux extrémités peuvent maintenant être fermées à la lampe sans que le vaccin lui-même coure le risque d'être altéré par une température trop forte.

Conclusion

En résumé, il est admis aujourd'hui que la variole disparaîtra de France, de même qu'elle ne sévit plus chez nos voisins, le jour où nous voudrons prendre les mêmes mesures qu'eux pour la combattre et empêcher sa propagation. Ces mesures sont :

1° L'obligation formulée dans la loi de faire vacciner tous les enfants dans la première année de leur naissance.

2° Comme l'immunité conférée par cette inoculation tend à s'affaiblir et à disparaître avec le temps, l'obligation formulée encore dans la loi de se faire revacciner à certaines époques de la vie, par exemple, à l'entrée dans les écoles, au commencement du service militaire, etc., etc.

3° Etablissement d'un service de désinfection des linges et vêtements ayant servi à des varioleux et, s'il est possible, des locaux dans lesquels ils auront séjourné.

4° Création de nombreux centres de culture de vaccin pouvant expédier sans parcimonie et gratuitement de la pulpe active et toujours récente.

J. Charles.

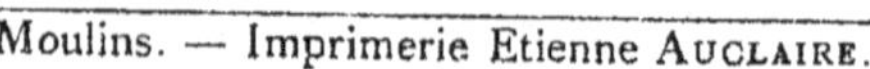

Moulins. — Imprimerie Etienne Auclaire.

www.ingramcontent.com/pod-product-compliance
Lightning Source LLC
LaVergne TN
LVHW012023170826
845678LV00004BA/1617

* 9 7 8 2 3 2 9 6 2 3 7 4 0 *